DÉCOUVERTE

UTILE

DANS LA PRATIQUE

DES ACCOUCHEMENS,

DÉSIRÉE JUSQU'A CE JOUR DES ACCOUCHEURS,

POUR LAQUELLE

L'AUTEUR A OBTENU DE SA MAJESTÉ CHARLES X

UN BREVET D'INVENTION,

Par Ordonnance du 13 Avril 1828;

PAR M^c DELAUNAY, CHIRURGIEN.

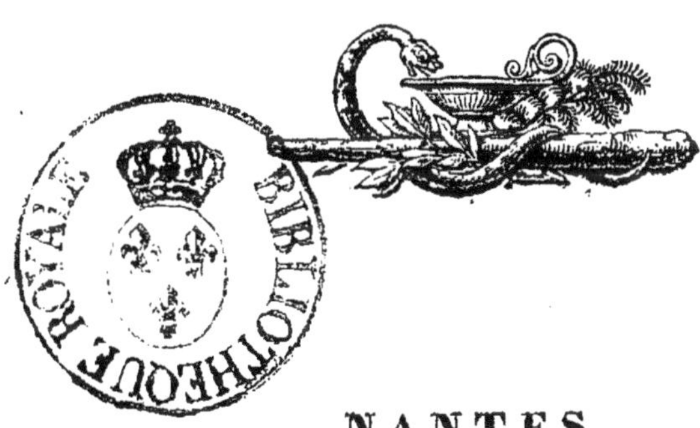

NANTES,

FOREST, IMPRIMEUR-LIBRAIRE, QUAI DE LA FOSSE, N° 2.

1828.

DÉCOUVERTE UTILE

DANS LA PRATIQUE

DES ACCOUCHEMENS,

DÉSIRÉE JUSQU'A CE JOUR DES ACCOUCHEURS.

Tous ceux qui pratiquent l'Art des Accouchemens connaissent les moyens proposés par plusieurs auteurs de porter un Lacs sur les pieds de l'enfant, ou sur l'un d'eux, occupant soit la cavité du vagin, soit celle de la matrice. Comme ces moyens sont d'une très-longue et difficile exécution, quelques auteurs célèbres les ont jugés non-seulement inutiles, mais même dangereux. D'autres auteurs non moins recommandables les prescrivent et les conseillent ; et tous, en donnant la manière de s'en servir, ils témoignent le désir de trouver un moyen plus facile. A l'appui de cette dernière opinion, à laquelle je me range, je crois devoir citer textuellement ce que Mr BAUDELOCQUE, dont j'ai l'avantage d'être l'élève, dit à ce sujet, dans son excellent Ouvrage intitulé , l'*Art des Accouchemens* , imprimé à Paris , en 1781 , (*tome* 1er, *page* 474).

« Pour appliquer ce Lacs , on le plie dans
» son milieu et on passe les deux chef dans
» l'anse qui en résulte , afin d'en former un
» anneau, en manière de nœud coulant. Il
» est facile d'y engager le pied jusqu'au bas
» de la jambe , quand cette extrémité se
» présente à la vulve. Mais l'on n'y parvient
» que difficilement, lorsque ce pied est en-
» core fort haut dans le bassin. Quelques
» praticiens passent alors le poignet dans
» l'anneau qu'ils ont formé avec le lacs , et
» après avoir saisi le pied, de la même
» main introduite dans le vagin , ils portent
» cet anneau sur le bas de la jambe , en le
» poussant de plusieurs doigts de l'autre
» main, et ils le serrent plus ou moins, en
» tirant ensuite sur les deux chefs du ru-
» ban qui pendent au - dehors. D'autres se
» sont servi d'une espèce de petits forceps ,
» pour appliquer ce ruban au pied, ou d'un
» instrument destiné à porter des ligatures
» dans les lieux profonds. Un Porte - Lacs

» sur le pied, ne serait pas d'une invention
» difficile ».

1º Dans le désir d'être utile à la société,
je me suis particulièrement occupé du moyen
de confectionner un Lacs, afin que les mains
seules de l'opérateur puissent le porter, avec
une prompte et facile exécution, sur l'un
des pieds de l'enfant, dans la cavité du vagin, et j'éprouve la satisfaction d'avoir at-
teint le but si long-tems désiré.

2º Ce nouvel Instrument offre un double
avantage : 1º Celui de pouvoir être porté en
poche sans gêner, et 2º Celui d'être employé
sans que la femme s'en aperçoive ; car la
vue des instrumens inspire souvent à la
femme et aux assistans plus de crainte que
de confiance ; ce qui déterminera sans doute
les praticiens à le préférer à ceux inventés
et mis en pratique jusqu'à ce jour.

3º Pour faire sentir l'utilité du nouveau
Lacs dans la pratique des Accouchemens, je
crois devoir donner quelques développemens,
en les faisant précéder de ce que dit Mr Bau-

delocque (*Tome* 1er , *page* 473), sur la circonstance malheureuse où se trouvent la mère et l'enfant, et pour laquelle il a été inventé différens instrumens pour porter un Lacs sur l'un des pieds de l'enfant dans la cavité du vagin.

« Quoiqu'on ait amené les deux pieds de
» l'enfant à l'orifice de la matrice, ce n'est
» pas toujours sans beaucoup de peine qu'on
» parvient à les dégager entièrement, soit
» parce qu'il est difficile de les embrasser
» assez étroitement de la même main, soit
» parce que la tête est encore retenue dans
» le voisinage du détroit supérieur, et ne
» peut d'elle-même s'en éloigner assez pour
» que les fesses s'y engagent. S'il est toujours
» nécessaire alors de repousser la tête pour
» parvenir au but qu'on se propose, quel-
» quefois on est obligé d'agir immédiatement
» sur cette partie, au moyen d'une main,
» en même tems qu'on tire de l'autre sur
» les pieds. Mais comme il est impossible
» d'introduire l'une et l'autre main à la fois
» dans le vagin, et de les appliquer immé-
» diatement à la tête et aux pieds, on place

» un lacs snr ces derniers ou sur l'un
» d'eux, pour les entraîner en tirant de
» loin, pendant que de l'autre main in-
» troduite, on éloigne la tête du détroit
» supérieur. En agissant ainsi, des forces
» ménagées suffiront pour vaincre un obs-
» tacle que celles de plusieurs personnes
» ensemble, appliquées aux pieds seule-
» ment, auraient souvent eu peine à sur-
» monter ».

Dans l'hypothèse que la cause accidentelle
qui a forcé l'accoucheur à retourner l'enfant, par exemple, une hémorragie consi-
dérable, des convulsions survenues à la
femme, ou le plus souvent pour le salut
de la mère et de l'enfant, exige qu'on ter-
mine l'accouchement sur-le-champ, à cause
des dangers auxquels ils sont exposés ; enfin
n'a-t-on pas à craindre les résultats les plus
funestes, faute à l'opérateur de n'avoir pas
sous la main un moyen d'une prompte exécution, tel que celui de porter un lacs sur
l'un des pieds de l'enfant. Ce sont sans doute
de pareils accidens qui ont constamment
fait désirer à tous les accoucheurs l'inven-

tion d'un moyen qui les mette dans le cas
de délivrer la femme sans délai , et avant
que cette dernière et l'enfant soient trop
affaiblis pour supporter l'opération.

4° Dans ce cas , d'après ces puissantes
considérations , nous invitons le praticien à
s'armer du nouveau Lacs , de le porter sans
délai sur l'un des pieds de l'enfant , de
préférence sur celui qui se trouve au-dessous du pubis , ainsi que le conseille M^r
Baudelocque (*tome* 1er, *page* 474) , et on
terminera l'accouchement de la manière qu'il
prescrit.

Dans les accouchemens contre natutre, du
quatrième genre , dans lequel l'enfant présente le sommet de la tête à l'orifice de
la matrice , toutes les fois qu'il survient une
perte abondante , ou qu'il se manifeste tout
autre accident grave , dans un tems du travail où la tête de l'enfant conserve encore
toute sa mobilité au-dessus de l'entrée du
bassin , et qu'elle est à peine engagée dans
ce détroit , que l'orifice de la matrice est
suffisamment dilatée , ou susceptible d'une

facile dilatation ultérieure, les auteurs prescrivent de retourner l'enfant et de l'extraire par les pieds. Comme il arrive souvent qu'après les avoir entraînés jusqu'au milieu du vagin, la tête s'oppose à leur descente, on prescrit alors de les abandonner et d'éloigner de nouveau la tête du détroit supérieur, pour favoriser la conversion du tronc, et faire descendre les pieds plus facilement. Dans ce cas, nous pensons que, pour obtenir plus promptement ces heureux avantages, il conviendra mieux, après avoir abandonné les pieds, de porter le nouveau Lacs sur le pied qui se trouve au-dessous du pubis, de tirer fortement de l'autre main sur le bout du Lacs qui pend au-dehors, afin de faire descendre le pied sur lequel il est attaché, pendant que, de la main introduite dans le vagin, on éloignera la tête du détroit supérieur du bassin.

Dans ce même genre d'accouchement, il arrive qu'un des pieds de l'enfant précède la tête et s'engage dans l'orifice utérin, et que la tête est libre sur le détroit supérieur ; si, dans ce cas, il survient une eause majeure qui exige l'extraction de l'enfant par les pieds, les auteurs recommandent d'aller prendre le pied situé dans le vagin, de le descendre au - dehors ou à la vulve, d'y attacher un Lacs pour le retenir, pendant qu'on ira chercher le second pour le réunir au premier, et opérer l'accouchement.

Comme souvent, dans ce cas l'accoucheur est obligé d'introduire toute la main dans le vagin, pour aller prendre le pied à l'entrée de l'orifice de la matrice, le nouveau Lacs offrira à l'accoucheur un moyen plus simple et plus prompt de terminer l'accouchement. Il portera le Lacs sur le pied pour le fixer au milieu du vagin, en tirant plus ou moins de son autre main sur le Lacs, pendant qu'il ira prendre le pied situé dans la matrice, et le descendre dans le vagin, il tirera de nouveau sur le Lacs pour descendre au - dehors le pied sur lequel il est attaché, avec la main introduite dans le vagin, il observera si la tête ne s'oppose point à la descente des fesses de l'enfant; si elle s'y oppose, il l'éloignera du détroit supérieur pour faciliter leur descente. Au surplus, il terminera l'accouchement en suivant les préceptes connus, et ce, d'après la position particulière de l'enfant. Cette nouvelle manière d'opérer évitera à la femme la première entrée et sortie de la main dans la cavité du vagin, des sensations désagréables et douloureuses que produisent toujours l'entrée et la sortie de la main de l'opérateur dans cette cavité ; et en épargnant à celui-ci des peines et des embarras, elle abrégera l'accouchement.

Dans les accouchemens contre-nature du premier genre, dans lesquels l'enfant présente les pieds, assez souvent un seul s'engage dans l'orifice de la matrice, pendant que l'autre extrémité inférieure est retenue au-dessus du bassin, de manière qu'elle s'oppose à la sortie de l'enfant. Dans ce cas, que le travail de l'accouchement soit compliqué d'un accident grave ou non, les auteurs conseillent d'aller prendre le pied à l'entrée de l'orifice de la matrice, de le descendre au-dehors, afin de le retenir soit au moyen d'une main ou d'un lacs, pendant qu'on ira chercher le second pour le réunir au premier, soit pour délivrer la femme sur-le-champ, si les circonstances l'exigent, soit pour abandonner l'accouchement aux seules forces de la nature. Si, dans ces cas l'accoucheur est forcé, pour saisir le pied, d'introduire toute la main dans le vagin, le nouveau lacs lui offre une manière plus prompte d'opérer; car après s'être assuré, par le moyen du toucher, de la position de l'enfant, il se munira du lacs, le portera sur le pied situé dans le vagin, pour le retenir pendant qu'il ira prendre le second pour les descendre tous les deux au-dehors. Ce nouveau procédé aura pour la femme et l'accoucheur les avantages ci-devant exprimés.

MANIÈRE

DE SE SERVIR DU NOUVEAU LACS.

APRÈS que l'accoucheur se sera assuré, par le moyen du toucher, de la position de l'enfant dans le sein de la mère, après avoir reconnu de quelle main il doit se servir pour effectuer l'accouchement, il se couvrira la dernière phalange et environ la moitié de la seconde du doigt médius d'une espèce de bout de doigt de gant cousu à l'extrémité du lacs (nous la nommerons interne), immédiatement après un petit anneau de bois, en forme de poulie, attaché à cette extrémité, de manière que la portion du lacs, qui passe dans le bout du doigt de gant, se trouve appliquée sur la partie moyenne externe de la dernière phalange, et l'anneau de bois sur le bord radial de cette dernière, un peu en-dedans, de sorte qu'en réunissant les quatre bouts des doigts et du pouce, l'anneau se trouve couvert par ces parties. Ensuite il faut passer l'autre extrémité du lacs (nous la nommerons externe) dans ledit anneau, de dehors en dedans, monter cette extrémité dans la main, sur la face interne du poignet, jusqu'à la partie supérieure interne de l'avant-bras. Le surplus du lacs formera une boucle courante. Il faut avoir soin d'en prendre le milieu, et de le porter un peu au-dessous de l'extrémité externe du lacs, de sorte qu'en réunissant les quatre bouts des doigts et du pouce, la main étant dans un état de supination, et tirant de son autre main sur le milieu de la boucle courante et l'extrémité externe du lacs, les côtés de cette boucle passeront en montant, l'un sur la face externe de la troisième phalange, le bord radial de la seconde du doigt indicateur et entre les deux premiers os du métacarpe, l'autre côté passera sur le bord cubital du doigt annulaire et de celui auriculaire. On aura soin de diminuer de longueur la boucle courante, en tirant sur l'extrémité externe du lacs, selon que le pied de l'enfant, sur lequel on veut le porter se trouve plus ou moins éloigné de la vulve. On introduit la main ainsi armée dans le vagin, jusqu'à ce qu'on rencontre le pied sur lequel on veut l'appliquer; alors on écartera les bouts de tous ses doigts, pour l'entourer et le recevoir dans la main, en les montant jusqu'au-dessus des malléoles; on pressera ces dernières plus ou moins du bout de tous ses doigts, pendant que, de l'autre main, on tirera sur l'extrémité externe du lacs. Par cette manière, l'anneau de bois dont nous avons parlé fait l'effet d'une espèce de poulie de renvoi à la boucle courante du lacs, et la force de se rendre sur la partie inférieure de la jambe, ce que le praticien reconnaît à la résistance qu'il éprouve, en tirant sur le lacs: alors il fléchira le doigt médius, pour le dégager du bout de doigt de gant qui le couvre en partie. Cette main devenue libre servira soit à éloigner la tête de l'enfant du détroit supérieur du bassin, si elle s'oppose à la descente des fesses, en tirant en même-tems de son autre main sur le lacs, pour favoriser la conversion du tronc de l'enfant, soit pour aller chercher le pied dans la cavité de la matrice.

S'il se trouvait qu'une anse du cordon ombilical fût descendue dans la cavité du vagin, ou au-dehors, l'opérateur aura soin de placer cette anse entre la face externe de la main et la partie postérieure du vagin, afin d'éviter de la saisir entre le lacs et le pied de l'enfant.

Par cette démonstration explicative, que j'ai cru devoir détailler, je pense avoir suffisamment prouvé l'utilité et l'avantage de ce

nouveau lacs dans la pratique des accouchemens. Cet instrument simplifiera dans plusieurs circonstances, les méthodes mises en
pratique jusqu'à ce jour, et mettra l'accoucheur dans le cas d'opérer sur-le-champ, et
avant que la mère et l'enfant soient trop
affaiblis pour donner des craintes sur leur
conservation.

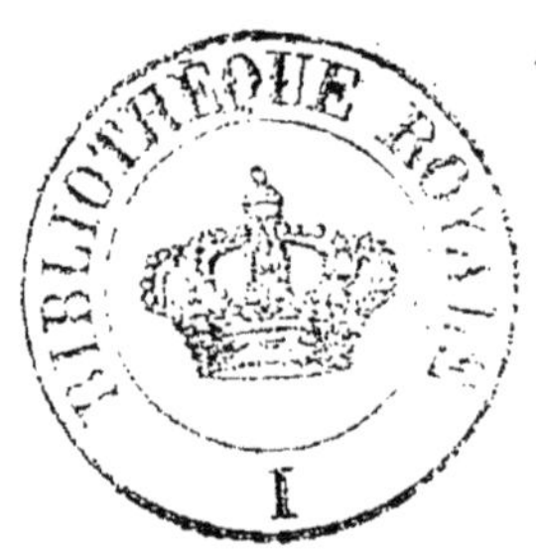